随身听中医传世经典系列

总主编◎裴颢

脉诀指掌病式图说

金·李 杲◎撰

中国健康传媒集团
中国医药科技出版社

图书在版编目（CIP）数据

脉诀指掌病式图说 / （金）李杲撰 . —— 北京：中国医药科技出版社，2024.12

（随身听中医传世经典系列）

ISBN 978-7-5214-2154-5

Ⅰ . ①脉… Ⅱ . ①李… Ⅲ . ①脉诀—中国—金代 Ⅳ . ① R241.13

中国版本图书馆 CIP 数据核字（2022）第 023467 号

策划编辑　白极　　**美术编辑**　陈君杞
责任编辑　李亚旗　　**版式设计**　也在

出版　**中国健康传媒集团** | 中国医药科技出版社
地址　北京市海淀区文慧园北路甲 22 号
邮编　100082
电话　发行：010-62227427　邮购：010-62236938
网址　www.cmstp.com
规格　880×1230mm ¹/₆₄
印张　1 ⁵/₈
字数　47 千字
版次　2024 年 12 月第 1 版
印次　2024 年 12 月第 1 次印刷
印刷　北京金康利印刷有限公司
经销　全国各地新华书店
书号　ISBN 978-7-5214-2154-5
定价　**20.00 元**

获取新书信息、投稿、为图书纠错，请扫码联系我们。

内容提要

　　《脉诀指掌病式图说》，简称《脉诀指掌图说》《脉诀指掌》，又名《丹溪重修脉诀》，传说该书为朱丹溪的著作，但据考证应为金代李杲所撰。该书主要以《内经》所论脉象的三部九候及与五运六气、十二经脉的关系等为理论依据，对各种病脉之异同做了较详细的辨析。前半部分论述了较多运气学说的内容，强调辨脉不仅要识其体状，还应结合推寻六气交变、南政北政、司天在泉。后半部分则大量引用陈无择《三因极一病证方论》中的脉论，主张左为人迎，右为气口，以其应与不应来判断内外因；并论脉26种，附有46幅手图。

《随身听中医传世经典系列》
编委会

出版者的话

中医学是中华文明的瑰宝，是中国优秀传统文化的重要组成部分，传承发展中医药事业是适应时代发展要求的历史使命。《关于促进中医药传承创新发展的意见》指出：要"挖掘和传承中医药宝库中的精华精髓"，当"加强典籍研究利用"。"自古医家出经典"，凡历代卓有成就的医家，均是熟读经典、勤求古训者，他们深入钻研经典医籍，精思敏悟，勤于临证，融会贯通，创立新说，再通过他们各自的著作流传下来，给后人以启迪和借鉴。因此，经典医籍是经过了千百年来的临床实践证明，所承载的知识至今仍然是中医维护健康、防治疾病的准则，也是学习和研究中医学的必由门径。

中医传承当溯本求源，古为今用，继承是基础，应熟谙经典，除学习如《黄帝内经》《伤寒杂病论》等经典著作外，对后世历代名著也要进行泛览，择其善者而从之，如金元四家及明清诸家著作等，可扩大知识面，为临床打好基础。

然而中医典籍浩如烟海，为了帮助读者更好地"读经典做临床"，切实提高中医临床水平，我社特整理出版了《随身听中医传世经典系列》，所选书目涵盖了历代医家推崇、尊为必读的经典著作，同时侧重遴选了切于临床实用的著作。为方便读者随身携带，可随时随地诵读学习，特将本套丛书设计为口袋本，行格舒朗，层次分明，同时配有同步原文诵读音频二维码，可随时扫码听音频。本套丛书可作为中医药院校学生、中医药临床工作者以及广大中医药爱好者的案头必备参考书。

本次整理，力求原文准确，每种古籍均遴选精善底本，加以严谨校勘，若底本与校本有文字存疑之处，择善而从。整理原则如下。

（1）全书采用简体横排，加用标点符号。底本中的繁体字、异体字径改为规范简体字，古字以今字律齐。凡古籍中所见"右药""右件""左药"等字样中，"右"均改为"上"，"左"均改为"下"。

（2）凡底本、校本中有明显的错字、讹字，经校勘无误后予以径改，不再出注。

（3）古籍中出现的中医专用名词术语规范为现代通用名。如"藏府"改为"脏腑"，"旋复花"改为"旋覆花"等。

（4）凡方药中涉及国家禁猎及保护动物（如虎骨、羚羊角等）之处，为保持古籍原貌，未予改动。但在临床应用时，应使用相关代用品。

希望本丛书的出版，能够为读者便于诵读医籍经典、切于临床实用提供强有力的支持，帮助读者学有所得、学有所成，真正起到"读经典，做临床，提疗效"的作用，为中医药的传承贡献力量。由于时间仓促，书中难免存在不足之处，亟盼广大读者提出宝贵意见，以便今后修订完善。

中国医药科技出版社

2022 年 3 月

题丹溪重修脉诀

庄子曰：生非吾有也，乃天地之委和，性非吾有也，乃天地之委顺。黄帝曰：人之生也，悬命于天，受气于地，气以成形，理亦赋焉。刘子曰：民受天地之中以生，故肖天地之形。天之阳在南，而阴在北，故清阳之，七窍皆见于面，浊阴之二窍皆出于下；地之阳在北，而阴在南，故三阳之脉，皆聚于背，三阴之脉聚于胸腹。况乎脉者，天地之元性，男子之寸脉盛而尺脉弱者，肖乎天也；女子之尺脉盛而寸脉弱者，肖乎地也。秦越人乃以男子生于寅，女子生于申，三阳从天生，三阴从地长，谬之甚矣。遂令百犬吠声流至于今，千有余年，莫有能正其谬者。独先生以神明之资，洞烛物理，乃推本律法，混合天人，而著论辟之，使千载之误一旦昭明，岂不韪哉？

岁在戊申门生龙丘叶英题

目　录

论脉法配天地

昔轩辕黄帝之体天治民也，使伶伦截嶰谷之竹作黄钟律管，以候天之节气，以观其太过、不及，修德以禳之命。岐伯取气口作脉法，以候人之动气，以察其太过、不及，设九针药石，以调之。故黄钟之数九分，气口之数亦九分。律法曰：天地之数，始于一，终于十，其一三五七九为阳，九者阳之成数也，其二四六八十为阴，十者阴之成数也。黄钟者阳声之始也，阳气之动也，故其数皆九。分寸之数，具于声气之元，不可得而见，及断竹为管吹之而声和，候之而气应，然后寸之数，始形焉。此阳唱而阴和，男行而女随。邵子曰：阴者阳之影，故脉之动也，阳得九分而盛，阴得一寸而弱，其吻合于黄钟者。以民受天地之中以生，故肖天地之形，且天地之道，阳健而阴顺，阳强而阴弱，阳明而阴晦。天不足西北，故西北倾而东南昂，人肖之，左耳目明于右耳目，在上者，法乎天；地不满东南，故东南陷下而西北垅起，人肖之，右手足强于左手足，在下者，法乎地。天之阳在南，而阴在北，故男子寸脉盛而尺脉弱；地之阳在北，而阴在南，故女子尺脉盛而寸脉弱。肖天地之阴阳也，声音律吕无不然者。黄钟者，气之先兆，故能测天地之节候。气口者，脉之要会，故能知人命之死生，实为医学之先。维流注一身而变化万端，皆欲取之三部九候之中，其难也可知矣。世之俗医诵高阳生之妄作，欲以治病求十全之效，其不杀人几希矣？凡我同志宜精，宜明，然以习俗既久，姑从旧，以寸、关、尺分三部，详列手图于后。

男女手脉之图

男子寸脉恒盛，尺脉恒弱，阳在寸，阴在尺也。

女子尺脉恒盛，寸脉恒弱，阳在尺，阴在寸也。

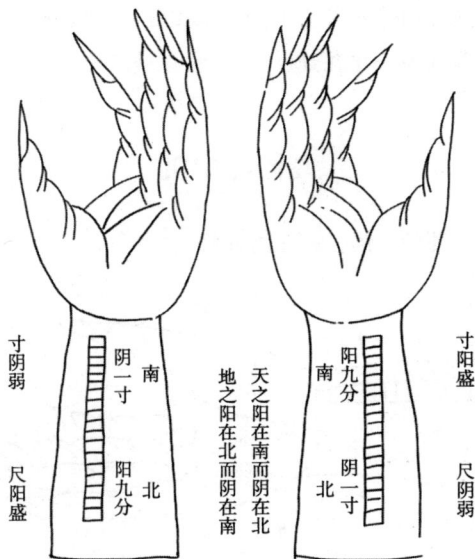

寸阴弱　阴一寸　南　北　阳九分　尺阳盛

天之阳在南而阴在北　地之阳在北而阴在南

阳九分　南　阴一寸　北　寸阳盛　尺阴弱

三部九候图说

三部者，从鱼际至高骨一寸，名曰寸口。自寸至尺名尺泽，故曰尺中，寸后尺前名曰关。阳出阴入，以关为界。又云，阴得尺内一寸，阳得寸内九分，从寸口入六分为关分，从关分又入六分为尺分，故三部共得一寸九分。

九候浮中沉

一部分三候，三三为九候。

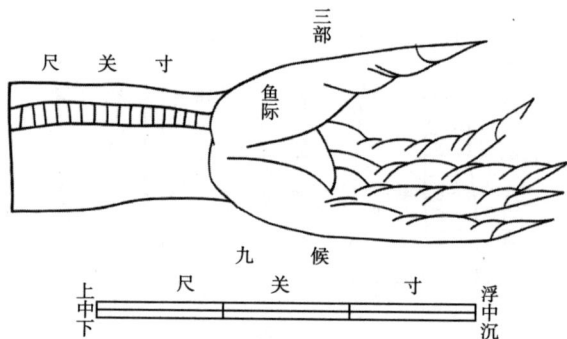

上候浮：初下指与皮毛相得者，为肺之部。

中候中：轻按之与血脉相得者，为胃之部。

下候沉：重按之与筋骨相得者，为肾之部。

学诊例

凡欲诊脉，先调自气，压取病人息，以候其迟数，过与不及，所谓以我医彼，智与神会，则莫之敢违。

凡诊脉，须先识脉息两字，脉者神也，息者气也，脉不自动为气使然，所谓长则气治，短则气病也。

凡诊脉，须识人迎、气口，以辨内外因，其不与人迎、气口相应，为不内外因，所谓关前一分，人命之主。

凡诊脉，须先识五脏六经本脉，然后方识病脉，岁主脏害，气候逆传，阴阳有时，与脉为期，此之谓也。

凡诊脉，须认取二十四字名状，与关前一分相符，推说证状，与病者相应，使无差式，庶可依原治疗。

手式寸尺内外图说

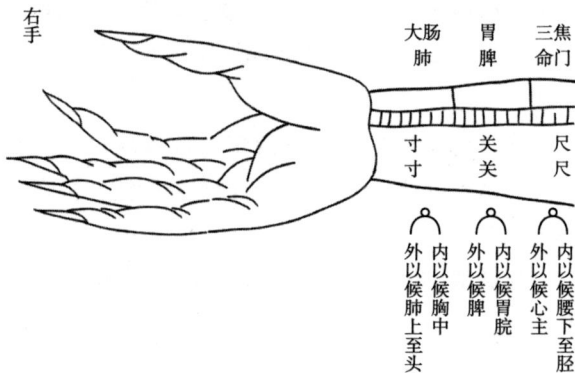

右手

大肠　　胃　　三焦
肺　　　脾　　命门

寸　　　关　　　尺
寸　　　关　　　尺

外以候肺上至头
内以候胸中

外以候脾
内以候胃脘

外以候心主
内以候腰下至胫

左心小肠肝胆肾
右肺大肠脾胃命
心与小肠居左寸
肝胆同归左关定
肾脉元在左尺中

左手

膀胱 胆 小肠
肾 肝 心

尺 关 寸
尺 关 寸

内以候肾 外以候肝 内以候膈中 外以候膻中 内以候心上至喉中
内以候腹中 外以候

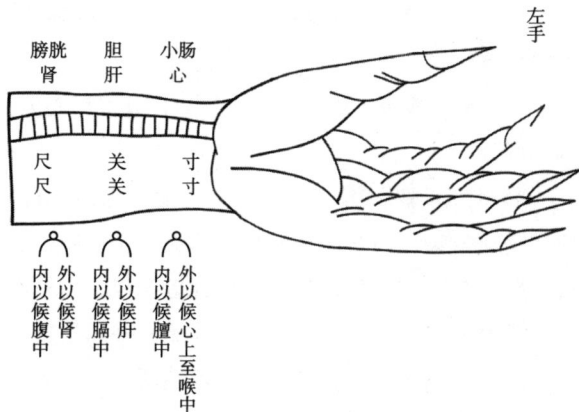

却与膀胱腑相应
肺与大肠居右寸
脾胃脉从右关认
心包右尺配三焦
此是医家真要领

上五脏所属寸尺部位

左寸外以候心，内以候膻中。右寸外以候肺，内以候胸中。

左关外以候肝，内以候膈中。右关内以候脾，外以候胃脘。

左尺外以候肾，内以候腹中。右尺外以候心主，内以候腰。

释曰：五脏六腑，十二经络，候之无踰三部。要之前布六经，乃候淫邪入自经络而及于脏腑，后说五脏乃候七情内郁，自脏腑出而应于经，内外之辨，颖然明白，学诊之士，当自此始。外因虽自经络而入，必及于脏腑，须识五脏六腑所在。内因郁满于中，亦必外应于经，亦须循经说证，不可偏局执见。故经云，上竟上，胸喉中事也，下竟下，腰足中事也，不可不通。

阴阳相乘覆溢关格图说

《难经》曰：脉有太过有不及，有阴阳相乘，有覆有溢，有关有格，何谓也？丹溪先生曰：阴乘阳则恶寒，阳乘阴则发热。

关之前者，阳之动也，脉当见九分而浮，过者法曰太过，减者法曰不及，太过、不及者病。遂上逆寸为溢，为外关内格，此阴乘阳之脉也。经曰：阴气太盛，则阳气不得相营也。以阳气不得营于阴，阴遂上出而溢于阳之分，为外关内格也。外关内格，谓阳外闭而不下，阴从内出而格拒其阳，此阴乘阳位之脉也。

关以后者，阴之动也，脉当见一寸而沉，过者法曰太过，减者法曰不及，太过不及者病。遂下入尺为覆，为内关外格，此阳乘阴之脉也。经曰：阳气太盛，则阴气不得相营也。以阴气不得营于阳，阳遂下陷而覆于尺之分，为内关外格。内关外格，谓阴内闭而不上，阳从外入以格拒其阴，此阳乘阴位之脉也。故曰覆溢，而覆者如物之覆，由上而倾于下也。溢者如水之溢，由下而逆于上也。是其真脏之脉，人不病而死也。

关之前者，阳之动也，脉当见九分而浮，鱼曰平，太过、不及者病。

关曰平，太过、不及者病。

关以后者，阴之动也，脉见一寸而沉。

阴分　阳分

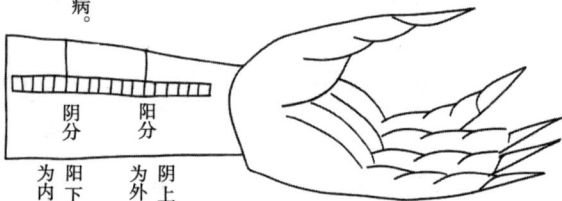

阴上逆阳分曰溢，为外关内格，死。

阳下入阴分曰覆，为内关外格，死。

论分按人迎、气口左右图说

《脉赞》曰：关前一分，人命之主。左为人迎，右为气口，神门决断，两在关后。故曰：人迎紧盛则伤于寒，气口紧盛则伤于食。此人迎、气口所以为内伤外感之辨。学医之士岂可不深察而究明之也？

左手人迎图

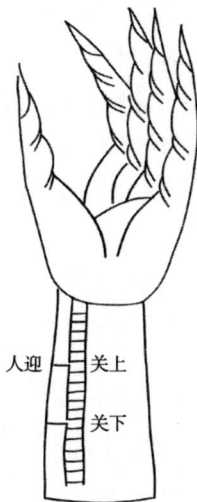

人迎　关上

关下

　　左为人迎，以候天之六气，风、寒、暑、湿、燥、热之外感者也。人迎浮盛则伤风，紧盛则伤寒，虚弱则伤暑，沉细则伤湿，虚数则伤热，皆外所因，法当表、散、渗、泄则愈。

右手气口图

右手气口以候人之七情，喜、怒、忧、思、悲、恐、惊，则内伤之邪。其喜则脉散，怒则脉激，忧则脉涩，思则脉结，悲则脉紧，恐则脉沉，惊则脉动，则内所因。看与何部相应，即知何脏何经受病，方乃不失病机。法当温顺以消平之。其余诊按表里、

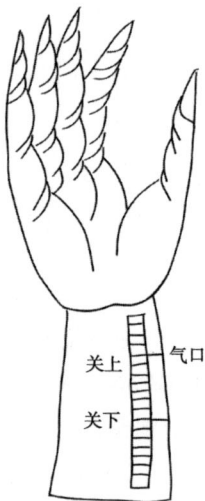

关上　　气口

关下

名义、情状，姑如后说。但经所述，谓神者脉之主，脉者血之府，气者神之御，脉者气之使。长则气治，短则气病，数则烦心，大则病进。文藻虽雅，义理难明，动静之辞有博有约。博则二十四字，不滥丝毫，约则浮、沉、迟、数总括纲纪，辞理粲然。浮为风为虚，沉为湿为实，迟为寒为冷，数为热为燥。风湿寒热属于外，虚实冷燥属于内。内外既分，三因须别，学者宜详览，不可惮烦也。

总论脉式

经云：常以平旦，阴气未动，阳气未散，饮食未进，经脉未盛，络脉调匀，乃可诊有过之脉。或有作为，为停食顷，俟定乃诊，师亦如之。

释曰：停宁俟之，即不拘于平旦，况仓卒病生，岂特平旦？学者知之。

经云：切脉动静而视精明，察五色，观五脏有余不足，六腑强弱，形之盛衰，可以参决死生之分。

释曰：切脉动静者，以脉之潮会，必归于寸口，三部诊之。左关前一分为人迎，以候六淫外伤，为外所因；右关前一分为气口，以候七情内郁，为内所因；惟其所自用肯经常为不内外因。三因虽分，犹乃未备。是以前哲类分二十四字，所谓七表、八里、九道，虽名状不同，证候差别，皆以人迎一分而推之，与三部相应而说证，则万无一失也。

陈氏辨三脏本脉息数尺度

　　人之脉者，乃血之隧道也，非气使则不能行，故血为脉，气为息，脉息之名自是而分。呼吸者，气之橐籥；动应者，血之波澜。其经以身寸度之，计十六丈二尺。一呼脉再动，一吸脉亦再动，呼吸定息，脉五动，闰以太息，则六动。一动一寸，故一息脉行六寸，十息六尺，百息六丈，二百息十二丈，七十息四丈二尺，计二百七十息，漏水下二刻，尽十六丈二尺，营周一身。百刻之中得五十营，故曰，脉行阳二十五度，行阴亦二十五度也。息者以呼吸定之，一日计一万三千五百息。呼吸进退，既迟于脉，故八息三分三毫三厘，方行一寸，八十三息三分三毫，行一尺，八百三十三息三分，行一丈，八千三百三十三息，行十丈，余六丈二尺，计五千一百六十七息，通计一万三千五百息，方行尽一十六丈二尺。经络气周于一身，一日一夜，大会于风府者是也。脉，神也，阳也，阳行速，犹太阳之一日一周天；息，气也，阴也，阴行迟，犹太阴之一月一周天。如是则应周天之常度，配四时之定序。

春肝脉弦细而长，夏心脉浮大而洪，长夏脾脉软大而缓，秋肺脉浮涩而短，冬肾脉沉濡而滑，各以其时而候旺相休囚，脉息无不及太过之患。故曰平人以五脏六腑皆禀气于胃，故脉以胃气为本，气以黄色为生，取其资成也。合本脏气三分，参以弦洪缓涩沉，则为平脉。若真脏脉见，则不从矣，参以形色广加后说。

右手足六经之图

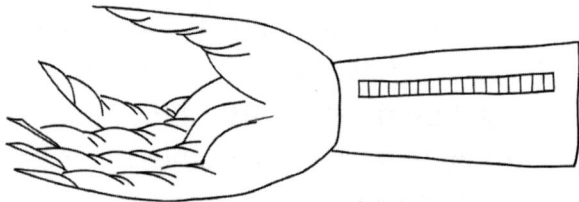

手少阳三焦脉洪散而急

手厥阴心包络脉沉弦而敦

足阳明胃脉浮长而滑

足太阴脾脉沉软而滑

手阳明大肠脉浮短而滑

手太阴肺脉涩短而浮

心合小肠肝合胆，脾连于胃肾膀胱。

左手足六经之图

心包元向三焦配，肺脏还归对大肠。

足厥阴肝脉，在左关上，弦细而长；

足少阴肾脉，在左尺中，沉濡而滑；

足太阴脾脉，在右关上，沉软而缓；

足少阳胆脉，在左关上，弦大而浮；

足阳明胃脉，在右关中，浮长而滑；

足太阳膀胱脉，在左尺中，洪滑而长；

手厥阴心主包络，在右尺中，沉弦而敦；

手少阴心脉，在左寸口，洪而微实；

手太阴肺脉在右寸口，涩短而浮；

手少阳三焦脉，在右尺中，洪散而急；

手阳明大肠脉，在右寸口，浮短而滑；

手太阳小肠脉，在左寸口，洪大而紧。

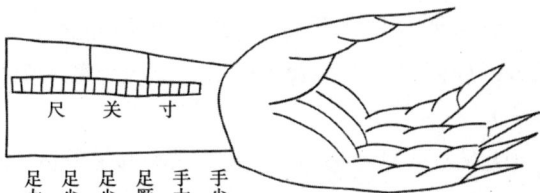

尺　关　寸

足太阳膀胱脉洪滑而长

足少阴肾脉沉濡而滑

足少阳胆脉弦大而浮

足厥阴肝脉弦细而长

手太阳小肠脉洪大而紧

手少阴心脉洪而微实

此手足阴阳六经脉之常体，及其消息盈虚，则变化不测，运动密移与天地参同，彼春之暖为夏之暑，彼秋之忿为冬之怒，四变之动，脉与之应者，乃气候之至脉也。

《素问》六气主合至脉

十二月大寒至二月春分为初之气，厥阴风木主令。经云：厥阴之至其脉弦（一云，沉短而散）。

春分至四月小满为二之气，少阴君火主令。经云：少阴之至其脉钩（一云，紧细而微）。

小满至六月大暑为三之气，少阳相火主令。经云：少阳之至大而浮（一云，乍疏乍数，乍短乍长）。

大暑至八月秋分为四之气，太阴湿土主令。经云：太阴之至其脉沉（一云，紧大而长）。

秋分至十月小雪为五之气，阳明燥金主令。经云：阳明之至短而涩（一云，浮大而短）。

小雪至十二月大寒为六之气，太阳寒水主令。

经云：太阳之至大而长。

本脉、至脉虽识体状，又须推寻六气交变、南政北政、司天在泉。少阴之脉，应与不应，详细而推知，万无一失也。

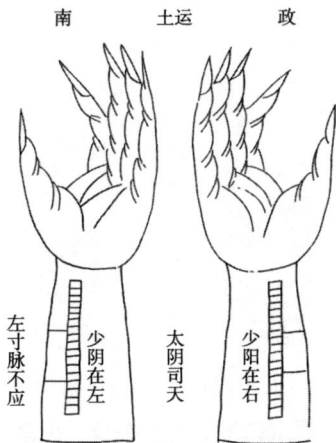

南　　　土运　　　政

左寸脉不应　少阴在左　太阴司天　少阳在右

上巳丑巳未南政太阴司天脉图

【图注】巳丑巳未二岁，太阴司天，少阴在左，少阳在右，故左寸脉不应。

南　　土运　　政

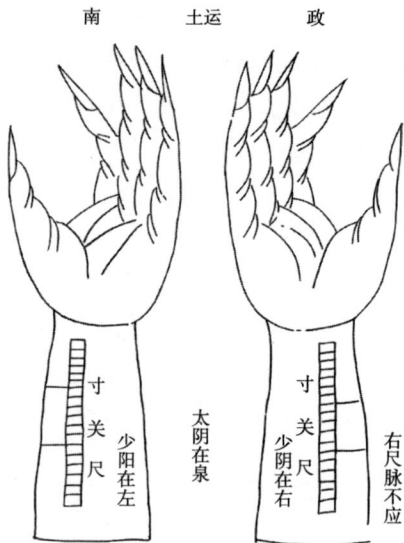

太阴在泉

寸　关　尺　少阳在左

寸　关　尺　少阴在右

右尺脉不应

上甲辰甲戌南政太阴在泉脉图

【图注】辰戌二岁，太阴在泉，少阴在右，少阳在左，故右尺脉沉细不应。

南　　　土运　　　政

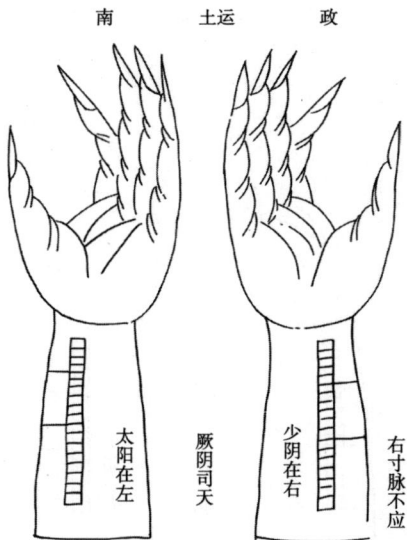

太阳在左　　　厥阴司天　　　少阴在右　　　右寸脉不应

上巳巳巳亥南政厥阴司天脉图

【图注】巳亥二岁，厥阴司天，太阳在左，少阴在右，右手寸口脉沉细不应。

南　　　土运　　　政

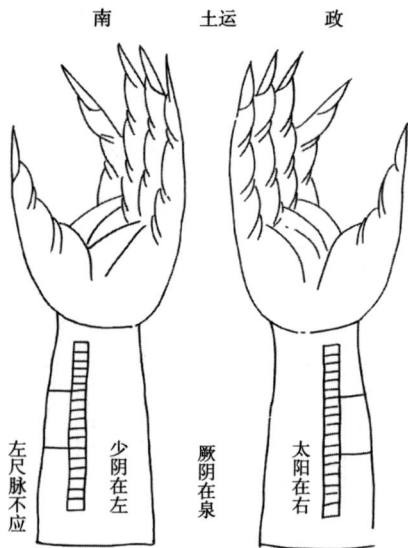

左尺脉不应　　少阴在左

厥阴在泉　　太阳在右

上甲寅甲申南政厥阴在泉脉图

【图注】寅申二岁，厥阴在泉，太阳在右，少阴在左，左手尺脉沉细不应。

南　　　　土运　　　　政

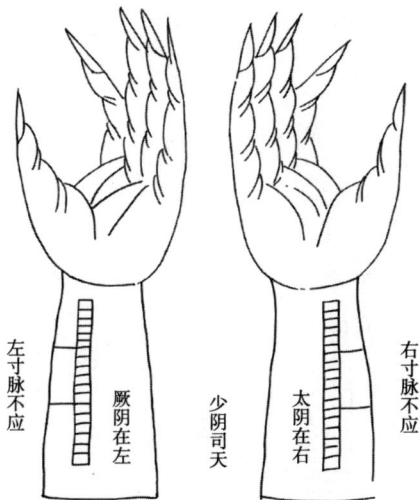

左寸脉不应

厥阴在左

少阴司天

太阴在右

右寸脉不应

上甲子甲午南政少阴司天脉图

【图注】子午二岁，少阴司天，厥阴在左，太阴在右，两手寸脉俱沉细不应。

南　　　土运　　　政

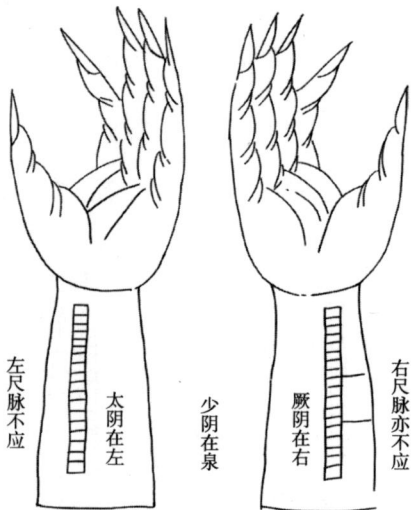

左尺脉不应　　太阴在左　　少阴在泉　　厥阴在右　　右尺脉亦不应

上巳卯巳酉南政少阴在泉脉图

【图注】卯酉二岁，少阴在泉，太阴在左，厥阴在右，故两手尺脉俱沉细不应。

北　　水运　　政

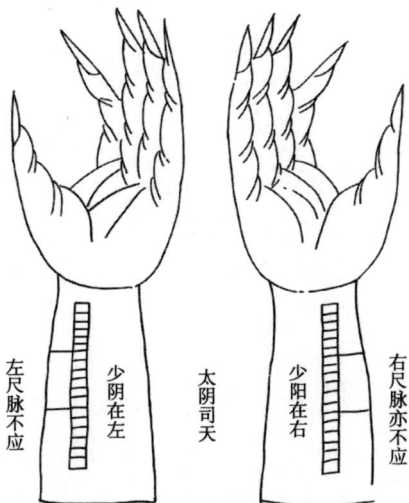

左尺脉不应　少阴在左　太阴司天　少阳在右　右尺脉亦不应

上乙丑辛丑丁未癸未岁北政太阴司天脉图

【图注】丑未二岁，太阴司天，少阴在左，少阳在右，两手尺脉俱不应。

北　　　金运　　　政

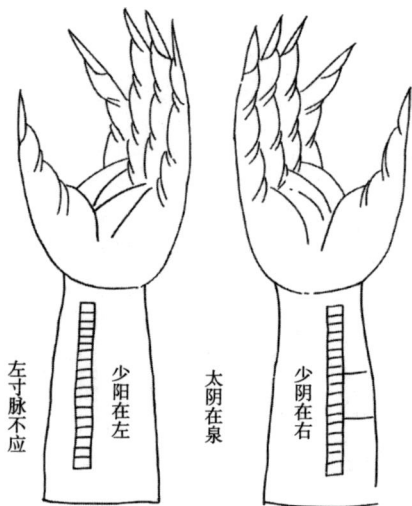

左寸脉不应　　少阳在左　　太阴在泉　　少阴在右　　少阴在右

上丙辰庚辰戊戌壬戌岁北政太阴在泉脉图

【图注】辰戌二岁，太阴在泉，少阳在左，少阴在右，左手寸口脉不应。

北　　　火运　　　政

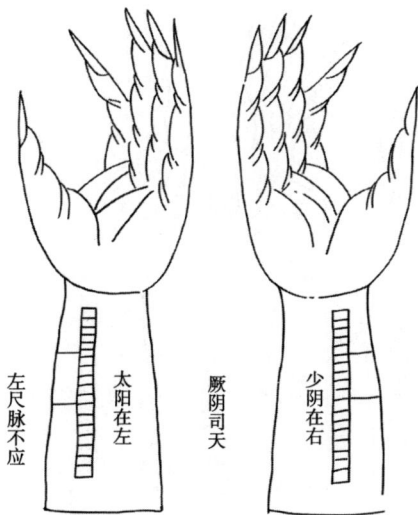

左尺脉不应　　　太阳在左

厥阴司天　　　少阴在右

上乙巳辛巳丁亥癸亥北政厥阴司天脉图

【图注】巳亥二岁，厥阴司天，太阳在左，少阴在右，左尺脉不应。

北　　　木运　　　政

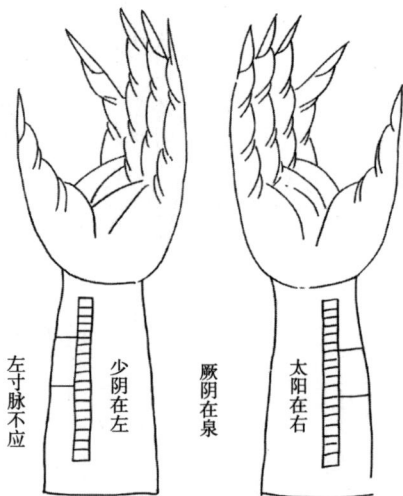

上丙寅庚寅戊申壬申岁北政厥阴在泉脉图

【图注】寅申二岁，厥阴在泉，少阴在左，太阳在右，左寸脉不应。

巳酉巳卯

南政

巳酉巳卯

当浮大而反沉细　当沉细而反浮大

当浮大而反沉细　当沉细而反浮大

寸

尺

阳明司天　少阴在泉

寸

尺

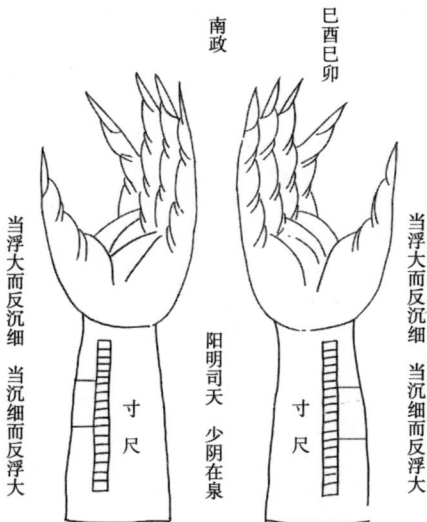

上巳酉巳卯南政尺寸脉反之图

【图注】岁当阳明司天，少阴在泉，法当两尺脉沉细不应而反浮大；两寸脉当浮大而反沉细，是太阳与少阴相反。经云：尺寸反者死。

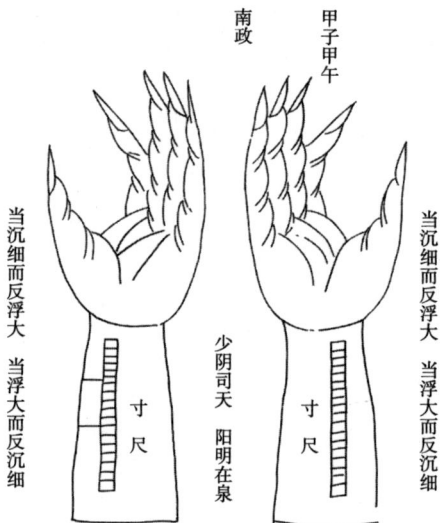

上甲子甲午二岁尺寸相反脉图

【图注】岁当阳明在泉，少阴司天，法当两寸沉细不应而反浮大；两尺脉当浮大而反沉细，是阳明与少阴尺寸相反。经云：尺寸反者死。

北政

丁　乙
癸　辛
　卯
　酉

当沉细而反浮大　　当浮大而反沉细

当沉细而反浮大　　当浮大而反沉细

阳明司天　少阴在泉

寸
尺

寸
尺

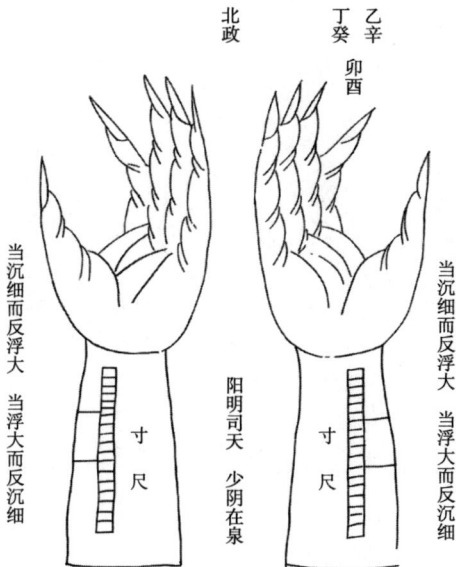

上乙卯丁卯癸酉辛酉尺寸相反厥图

【图注】北政阳明司天，少阴在泉，法当两寸沉细不应而反浮；两尺脉当浮大而反沉细，是阳明与少阳尺寸相反。经云：尺寸反者死。

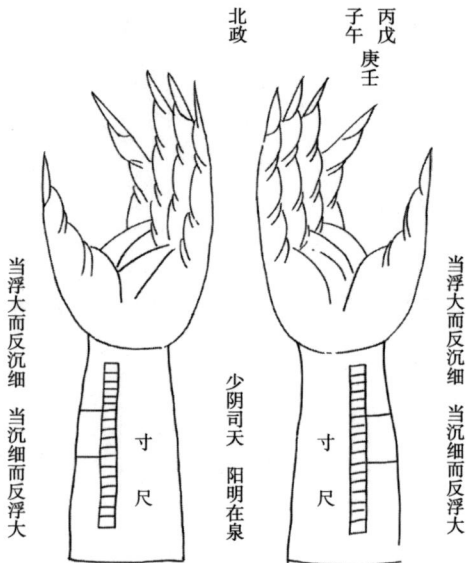

北政

丙戊
子午
庚壬

少阴司天　阳明在泉

当浮大而反沉细　当沉细而反浮大

当浮大而反沉细　当沉细而反浮大

寸尺

寸尺

上丙子庚子戊子壬午尺寸相反脉图

【图注】北政少阴司天，阳明在泉，法当两尺沉细不应而反浮大；两寸脉当浮大而反沉细，是阳明与少阴尺寸相反。经云：尺寸反者死。

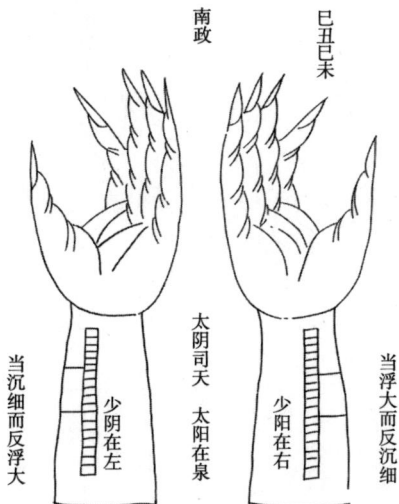

南政

巳丑巳未

太阴司天　太阳在泉

当沉细而反浮大

少阴在左

少阳在右

当浮大而反沉细

上巳丑巳未左右脉交之图

【图注】南政少阳在右，少阴在左，左寸脉当沉细不应而反浮大；右寸脉当浮大而反沉细不应，是谓左右交。经云：左右交者死。

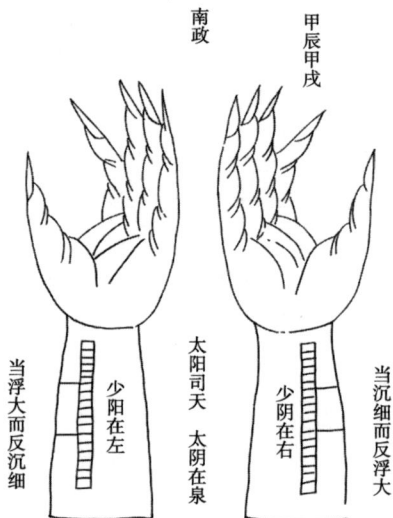

南政

甲辰甲戌

太阳司天　太阴在泉

当浮大而反沉细

少阳在左

少阴在右

当沉细而反浮大

上甲辰甲戌左右脉交之图

【图注】南政少阳在左，少阴在右，右尺脉当沉细不应而反浮大；左尺脉当浮大而反沉细不应，是谓左右交。少阴在右而交于左。

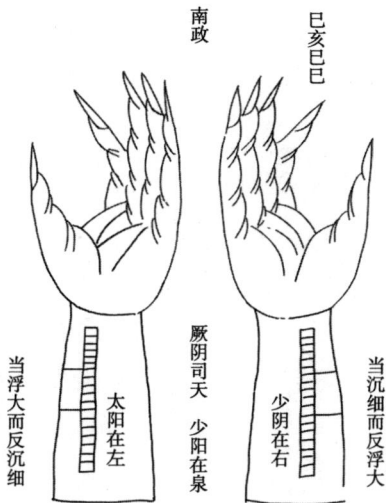

南政

巳亥巳巳

厥阴司天　少阳在泉

当浮大而反沉细

太阳在左

少阴在右

当沉细而反浮大

上巳亥巳巳左右脉交之图

【图注】南政太阴在左，少阴在右，右寸脉当沉细不应而反浮大；左寸脉当浮大而反沉细不应，是谓左右交。少阴在右而交于左。

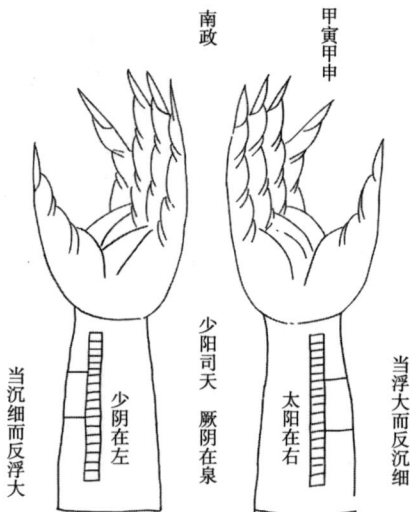

上甲寅甲申左右脉交之图

【图注】南政太阳在右，少阴在左，左尺脉当沉细不应而反浮大；右尺脉当浮大而反沉细不应，是谓左右交。少阴在右而交于左。

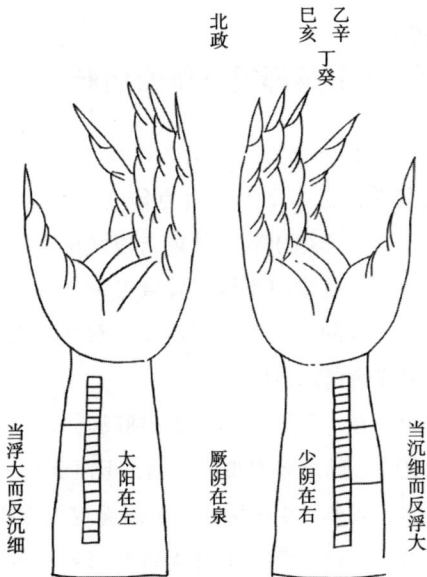

北政

乙辛
巳亥
丁癸

太阳在左

厥阴在泉

少阴在右

当浮大而反沉细

当沉细而反浮大

上乙巳丁巳辛亥癸亥左右脉交之图

【图注】北政太阳在左，少阴在右，右寸脉当沉细不应而反浮大；左寸脉当浮大而反沉细，是谓左右交。少阴在右而交于左。

辨七情郁发五脏变病脉法

右手关前一分为气口者，以候人之脏气郁发，与胃气兼并，过与不及，乘克传变，必见于脉者，以食气入胃，淫精于脉。脉皆自胃气出，故候于气口。经曰：五脏皆禀于胃，胃者五脏之本，脏气不能自致于手太阴，必因胃气而至。邪气胜胃气衰则病甚，胃气绝真脏独见则死。

假如：春，肝脉弦多胃少曰肝病，但弦无胃气曰死；夏，心脉洪多胃少曰心病，但洪无胃气曰死；长夏，脾脉濡多胃少曰脾病，但濡无胃气曰死；秋，肺脉涩多胃少曰肺病，但涩无胃气曰死；冬，肾脉沉多胃少曰肾病，但沉无胃气曰死。

天地草木无土气不生，人无胃气则死。胃气者和缓不迫之状也。

若其乘克相胜，虽有胃气而春有涩脉微见者秋必病涩，夏有沉脉微见者冬必病沉；长夏有弦脉微见者春必病弦；秋有洪脉微见者长夏必病洪；冬有濡脉微见者夏必病濡，甚者为今病。

辨五脏过不及之为病

观夫太过不及脉之大要，迫近而散，不可失机，审而调之，为上工矣，学者不可不审察也。

春，肝脉合弦细而长，太过则实强，令善怒，忽忽眩冒巅疾，不及则微虚，令人胸痛引背两胁肱满。

夏，心脉合洪而微实，太过则来去皆盛，令身热肤痛为浸淫，不及则来不盛去反盛，令人心烦上咳唾下泄气。

长夏，脾脉合沉而濡长，太过则如水之流，令四肢不举，不及则如鸟之啄，令人九窍不通名曰重强。

秋，肺脉合浮而短涩，太过则中坚傍虚，令逆气背痛愠愠然，不及则毛而微，令人呼吸少气下喘声。

冬，肾脉合沉而紧实，太过则有如弹石，令解侠，脊痛少气不能言，不及则心悬如饥，眇中清，脊中痛，少腹满，小便变。

人之五脏配木火土金水，以养鬼神意魄志，而生怒喜思忧恐。

故因怒则魂门弛张，木气奋激肺金乘之，脉弦涩；因喜则神延融溢，火气赫羲肾水乘之，脉沉散；因思则意舍不宁，土气凝结肝木乘之，脉弦弱；因忧则魄户不闭，金气涩聚心火乘之，脉洪短；因恐则志室不遂，水气旋却脾土乘之，脉沉缓。

此盖五情，动以不正，侮所不胜，经所谓不恒其德，恃其能乘而侮之，甚则所胜来复侮反受邪，此之谓也。

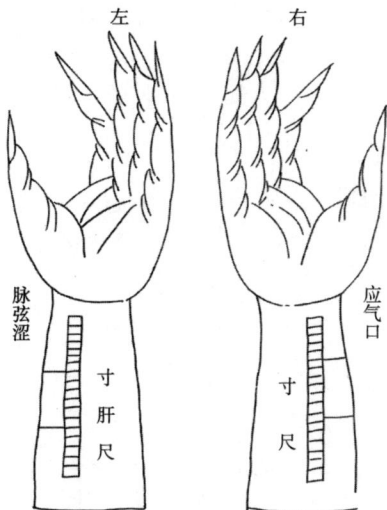

【图注】凡怒则魂门弛张，木气奋激，侮其脾土，甚则子金乘其肝虚来复母仇，克其肝木，是谓侮反受邪，肝脉反涩，涩者肺金也。是犹吴王夫差之争盟侮楚，精锐悉行，国内无备，越王勾践乘其虚而伐之，遂以破吴。吴本侮楚而越竟破之，侮反受邪，即此义也。

左　　　　　　　右

脉沉散

心

应气口

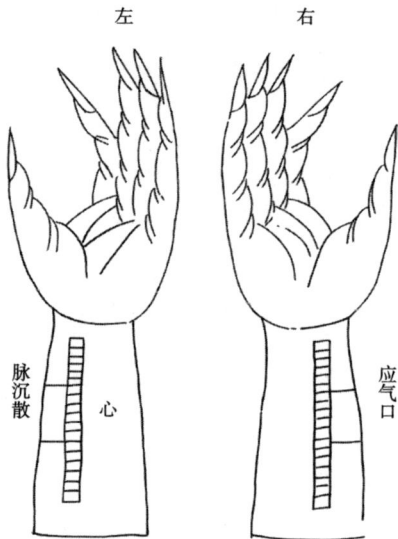

【图注】凡喜则神延融溢，火气赫羲侮其肺金，甚则子水乘其心虚来复母仇，克其心火，是谓侮反受邪，心脉反沉，沉者肾水脉也。故喜甚有暴中之患，而暴怒亦有暴中之患，皆此意也。

左　　　　右

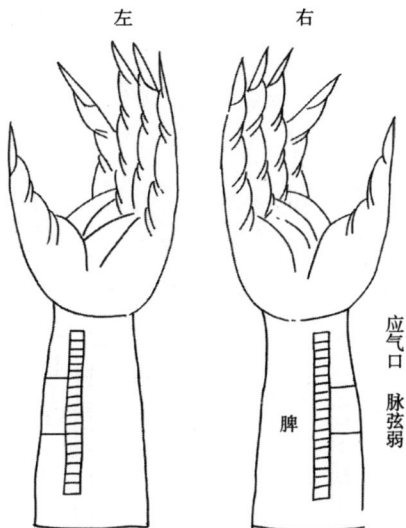

应气口　脉弦弱

脾

【图注】凡久思则意舍不宁，土气凝结侮其肾水，甚则子木乘其脾土虚来复母仇，克其脾土，是谓侮反受邪，脾脉反弦，弦者肝脉也。

左　　　　　右

脉洪短

肺气口

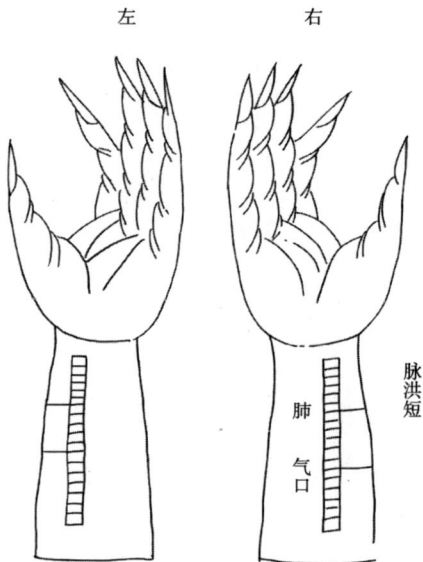

【图注】凡久忧则魂门不闭，金气涩聚，侮其肝木，甚则子火乘其肺虚来复母仇，克其肺金，是谓侮反受邪肺脉反洪，洪者心火脉也。

左　　　　　　右

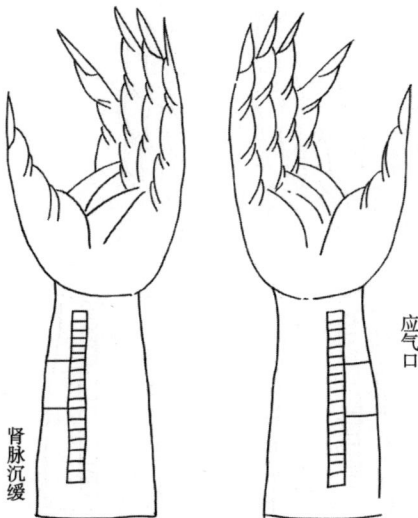

应气口

肾脉沉缓

【图注】凡多恐则志室不遂，水气旋却，侮其胞络之火，甚则子土乘其肾虚来复母仇，克其肾水，是谓侮反受邪肾脉反濡，濡者脾土脉也。

左　　　　　右

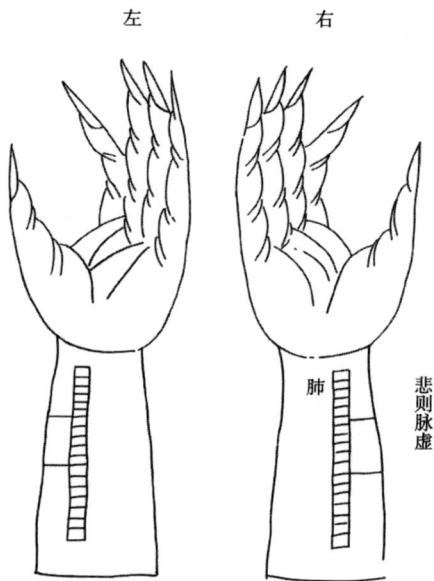

肺

悲则脉虚

【图注】凡悲则伤肺，故肺脉自虚。经曰悲则气消，脉虚。心火来乘，金气自虚故悲则泪下。或因寒，饮食之气上逆，留于胸中，留而不去，久为寒中。或曰肺金乘肝木而为泪。

左　　　　右

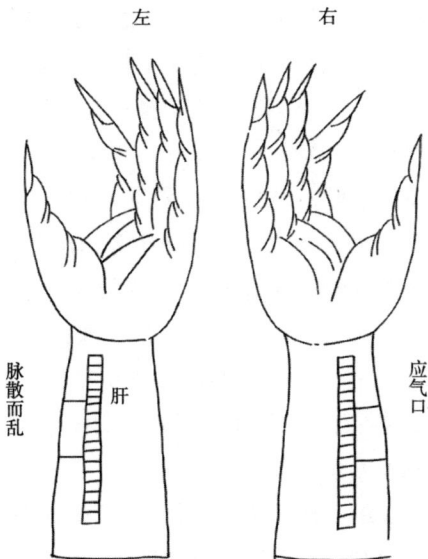

脉散而乱

肝

应气口

【图注】凡惊则气乱，惊则肝气散乱乘其脾土，故小儿惊则泻青，大人惊则面青者，肝血乱而下降，故青其肝脉亦乱。一曰惊则肝气乘心，大惊者心脉易位向里，惊气入心者，多尿血也。

传授胜克流变又当详而论之，故经云，五脏受气于其所生，传之于其所胜，气舍于其所生，死于其所不胜。如：肝受气于心，传之于脾，气舍于肾，至肺而死；心受气于脾，传之于肺，气舍于肝，至肾而死；脾受气于肺，传之于肾，气舍于心，至肝而死；肺受气于肾，传之于肝，气舍于脾，至心而死；肾受气于肝，传之于心，气舍于肺，至脾而死。则知肝死于肺，候之于秋，庚日笃，辛日死。余图于后。肝候于秋，庚日笃，辛日死，舌卷卵缩；心候于冬，壬日笃，癸日死，面黑如黧；脾候于春，甲日笃，乙日死，肉满唇反；肺候于夏，丙日笃，丁日死，皮枯毛折；肾候于长夏，戊日笃，己日死，齿长而枯发无润泽。

又如：甲乙日则寅卯时死；丙丁日则巳午时死；戊巳日则辰戌丑未时死；庚辛日则申酉时死；壬癸日则子亥时死。

凡一日之中又分五时，以别死时之早晏，且脾病甲日病笃，乙日死，则死于寅卯时，以脾属土，日时俱属木，重木克土，故死于此时，此内伤脏病之传次也。然暴病卒发者，不必泥于传次也，或传化不以次入者，乃忧恐悲怒喜思惊七情并伤于令，不得以其次传，所以令人大病。此五脏传变之指要，学者不可不知也。

辨六淫外伤六经受病脉图说

　　左手关前一分为人迎者，以候天之寒暑燥湿风热中伤于人，其邪自经络而入，以迎纳之，故曰人迎。前哲方论谓，太阳为诸阳主，凡感邪则自太阳始。以此考寻经意，似若不然。风喜伤肝，寒喜伤肾，暑喜伤心包，湿喜伤脾，热伤心，燥伤肺，以暑热一气，燥湿同源，故不别论。以类推之，风当自少阳入，湿当自阳明入，暑当自三焦入，寒却自太阳入。故经云：阴为之主，阳与正，别于阳者，知病从来。此之谓也。经云：修以俟天，所以立命也。由是古人调其脏气而淫邪不入，故先七情而后六淫。经云：学诊之士，必先岁气。故运气又先之，以其次第也。

　　足太阳伤寒，左手尺中与人迎皆浮紧而盛。浮者，足太阳脉也。紧者，伤寒脉也。盛者，病进也。

其证头项腰脊痛，无汗恶寒，不恶风。

足太阳膀胱经脉之图

左　　　　　　右

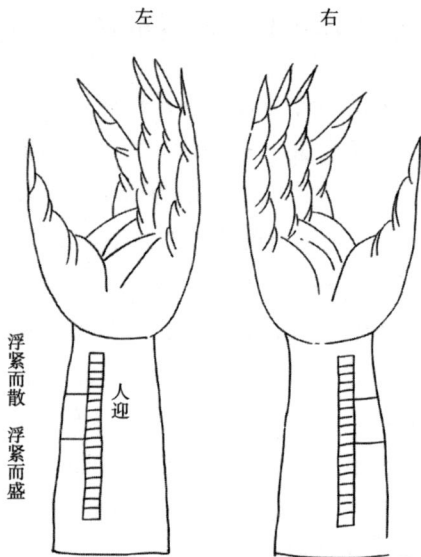

浮紧而散　浮紧而盛

人迎

足阳明伤湿，右手关上与人迎皆涩细而长。涩者，足阳明脉也。细者，伤湿脉也。长者，病袭也。其证关节疼痛，重痹而弱，小便涩秘，大便飧泄。

阳明胃经之图

左　　　　　右

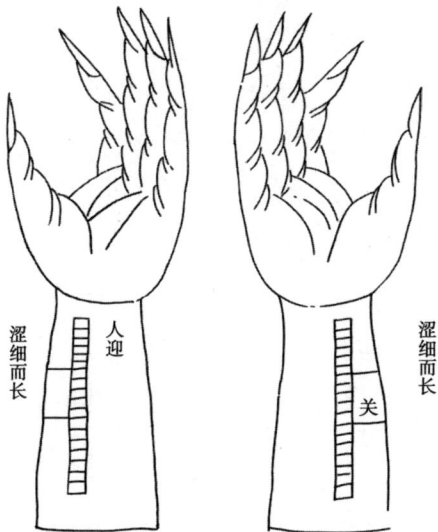

涩细而长　人迎

涩细而长　关

足少阳伤风，左手关上与人迎皆弦浮而散。弦者，足少阳脉也。浮者，伤风脉也。散者，病至也。其证身热恶风，自汗，项强，胁满。

少阳胆脉之图

左　　　　　右

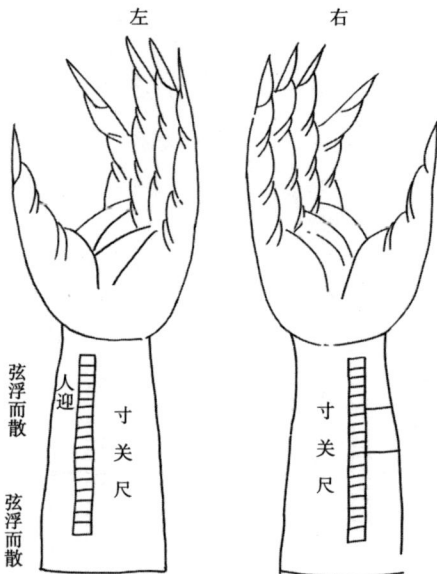

弦浮而散

人迎

寸
关
尺

弦浮而散

寸
关
尺

　　手少阳伤暑，左手尺中与人迎皆洪虚而数。洪者，手少阳脉也。虚者，伤暑脉也。数者，病增也。其证身热恶寒，头痛，状如伤寒，烦渴。

少阳三焦经脉之图

左　　　　　　　右

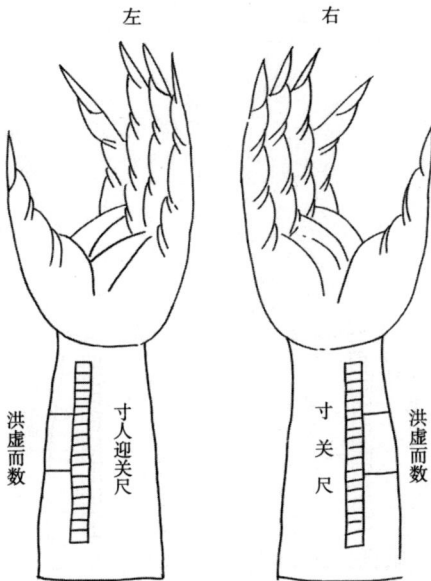

洪虚而数　　寸人迎关尺　　寸关尺　　洪虚而数

足太阴伤湿，右手关上与人迎皆濡细而沉。濡者，太阴脉也。细者，湿脉也。沉者，病著也。其证身热，脚弱，关节头痛，冷痹，胀满。

太阴脾经之图

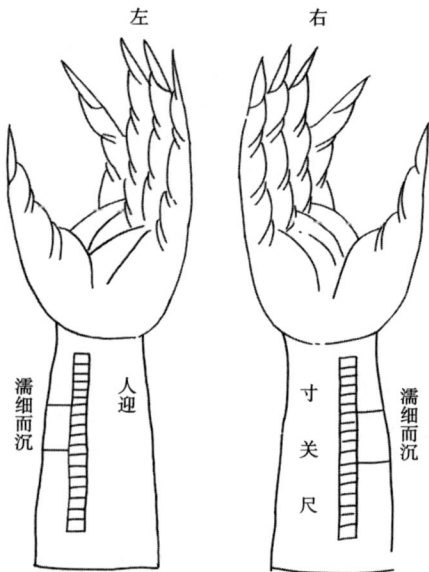

左　　　　　右

濡细而沉　　人迎　　寸关尺　　濡细而沉

　　　足少阴伤寒，左尺中与人迎皆沉紧而数。沉者，足少阴脉也。紧者，伤寒脉也。数者，病传也。其证口燥，舌干而渴，背恶寒，反发热，倦怠。

少阴肾经之图

左　　　　　　右

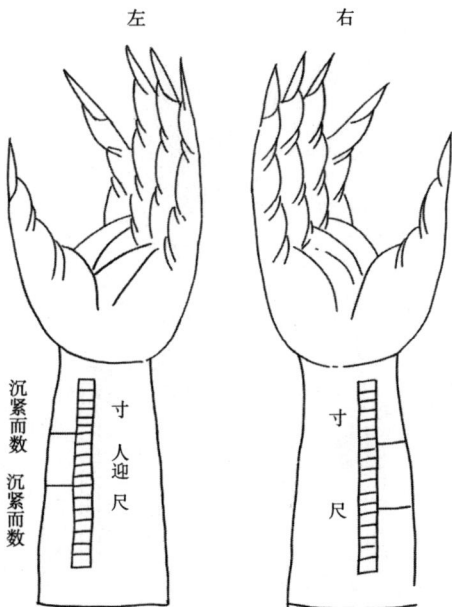

沉紧而数

沉紧而数

寸 人迎 尺

寸 尺

足厥阴伤风，左关上与人迎皆弦弱而急。弦者，厥阴脉也。弱者，风脉也。急者，病变也。其证自汗，恶风而倦，小腹急痛。

厥阴肝经之图

左　　　　　　　　　　右

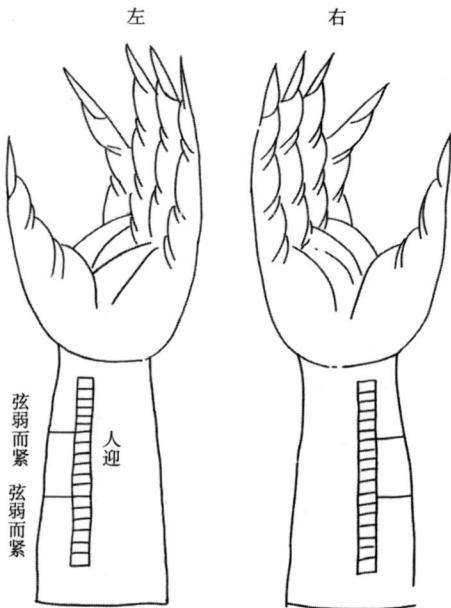

弦弱而紧　弦弱而紧

人迎

手厥阴心包伤暑，左手尺中与人迎皆沉弱而缓。
沉者，心包脉也。弱者，伤暑也。缓者，病倦也。
其证往来寒热，状如疟，烦渴，眩晕，背寒，面垢。

厥阴心包络之图

左　　　　　　右

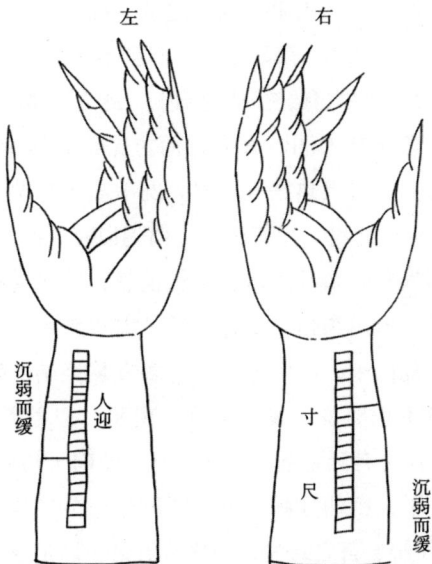

沉弱而缓　人迎

寸　尺

沉弱而缓

　　此巳上分布六经，感伤外邪之脉也。除燥热外，
叙此四气揭图于下，以为宗兆，使学者易见，不必
再三伸问。若其传变，自当依六经别论，详究所伤，
随经说证，对证施治，以平为期。或热燥伤心肺，

亦当依经推明，理例调治。如四气兼并，六经交错，亦当随其脉证，审处别白，或先或后，或合或并，在络在经，入表入里，四时之动，脉与之应，气候以时，自与脉期。微妙在脉，不可不察，察之有纪，从阴阳始，始之有经，从阴阳生，此之谓也。

吾尝观洛书图，火七在西方，金九居南位者，则西南二方为燥热之气明矣。况乎离为兵戈，兑主杀伐？平治之世，生气流行，雨旸以时，兆民乂安，恶有斯气？唯淆乱之世，生气消息，燥热逆行，五谷不登，山川焦枯，鬼神罔妥，灾疹繁兴，予目击壬辰首乱以来，民中燥热者，多发热痰结咳嗽，重以医者不识时变，复投半夏、南星，以益其燥热，遂至嗽血，骨涎逆涌，咯吐不已，肌肉干枯而死者，多矣。平人则两寸脉不见，两尺脉长至半臂，予于《内外伤辨》言之备矣，今略具数语，以足成书，为六气全图。

少阴太阴心肺二经伤燥热脉图

左　　　　　　　右

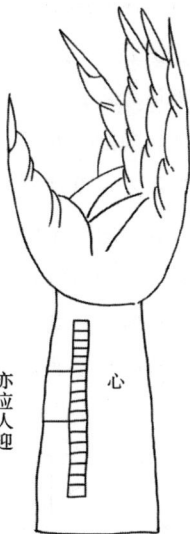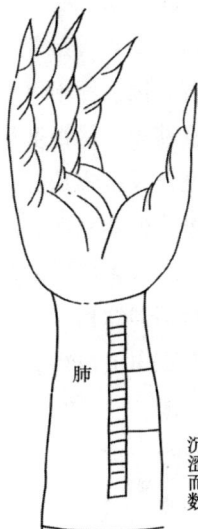

心

肺

亦应人迎

沉数而短

沉涩而数

辨不内外因五用乖违病证

察脉必以人迎、气口分内外所因者，乃学诊之要道也。所以《脉赞》云：关前一分，人迎主之。然既有三因，固不可尽，详而考之，于理自备。且如疲极筋力，尽神度量，饮食饥饱，叫呼走气，房室劳逸，及金疮踒折，虎狼毒虫，鬼疰客忤，鬼压溺水等，外非六淫，内非七情，内外不收，必属不内外。虽汉论曰：人迎紧盛伤于寒，气口紧盛伤于食。殊不知饮食入胃，能助发宿蕴。其所以应于气口者，正由七情郁发，因食助见，本非宿食能应气口。且如：

$$
\text{宿食}
\begin{cases}\text{阳}\\\text{阴}\end{cases}
\text{则脉}
\begin{cases}\text{浮大而微涩}\\\text{数而滑实}\end{cases}
\quad
\text{宿食}
\begin{cases}\text{不化}\\\text{成痕}\end{cases}
\text{脉则}
\begin{cases}\text{沉紧}\\\text{沉重}\end{cases}
\text{皆伤胃也}
$$

宿食窒塞，则上部有脉，下部无脉，其人当吐，不吐者死。此等名证，何曾应于气口？又如疲极筋力，其脉弦数而实，筋痛则动，皆伤肝也；凝思则滑，神耗则散，皆伤心也；吟诵耗气，气濡而弱，叫呼走气，脉散而急，皆伤肺也；房劳失精，两尺脉浮散，男子遗精，女子半产，弦大而革，皆伤肾也。上件明文，气口何与？况脏寒蛔厥，脉自微浮，及为肾滑；胃虚不食，其脉必缓，亦有微濡；五饮停伏，浮细而滑；久畜沉积，沉细而软；形虚自汗，脉皆微濡；挥霍变乱，脉自沉伏；僵仆坠下，脉则细滑；蹉折伤损，瘀血在内，疝瘕癥癖，并五内作痛，脉皆弦紧；中寒癥结，脉则迟涩；五积六聚，食饮痰气，伏留不散，隧道节滞，脉皆促结；三消热中，尺中洪大；癫狂神乱，关上洪疾；气实脉浮，血实脉滑，气血相搏，脉亦沉实；妇人妊娠，脉则和滑。

辨祟脉

凡鬼祟附着之脉，两手乍大乍小，乍长乍短，乍密乍疏，乍沉乍浮。阳邪来见，脉则浮洪；阴邪来见，脉则沉紧。鬼疰客忤，三部皆滑，洪大嫋嫋，沉沉泽泽，但与病症不相应者，皆五尸鬼邪遁疰之所为也。又如遁尸、尸疰，脉沉而不至寸，或三部皆紧急，如诊得此等脉证，虽与人迎、气口相应，亦当分数推寻，三因交结，四季料简，所谓俾内俾外，不内不外，亦内亦外，亦不内外。脉理微妙，艺能难精，学然后知所因，此之谓也。然形于朕兆，堕于数义，未有不学而能者，未有学而不成者，宜留心焉。人如忽见异像，惊惑眩乱，脉多失次；急虚卒中，五脏闭绝，脉不往来；譬如堕溺，脉不可察；与夫金疮蹼折，顿走血气，脉亦无准。学者当看外证，不必拘脉。

辨脉体名状

浮者，按之不足，举之有余，与人迎相应，则风寒在经，与气口相应，则营血虚损。

沉者，举之不足，按之有余，与人迎相应，则寒伏阴经，与气口相应，则血凝腹脏。

迟者，应动极缓，按之尽牢，与人迎相应，则湿寒凝滞，与气口相应，则虚冷沉积。

数者，去来促急，一息数至，与人迎相应，则风燥热烦，与气口相应，则阴虚阳盛。

虚者，迟大而软，按之豁然，与人迎相应，则经络伤暑，与气口相应，则荣卫失本。

实者，按举有力，不疾不迟，与人迎相应，则风寒贯经，与气口相应，则气血壅脉。

缓者，浮大而软，去来微迟，与人迎相应，则风热入脏，与气口相应，则怒极伤筋。

紧者，动转无常，如纫箪线，与人迎相应，则经络伤寒，与气口相应，则脏腑作痛。

洪者，来之至大，去之且长，与人迎相应，则寒壅诸阳，与气口相应，则气攻百脉。

细者，指下寻之，来往如线，与人迎相应，则诸经中湿，与气口相应，则五脏凝涩。

滑者，往来流利，有如贯珠，与人迎相应，则风痰潮溢，与气口相应，则涎饮凝滞。

涩者，参五不调，如雨沾沙，与人迎相应，则风湿寒痹，与气口相应，则津汗血枯。

弦者，端紧径急，如张弓弦，与人迎相应，则风走痒痛，与气口相应，则饮积溢疼。

弱者，按之欲绝，轻软无力，与人迎相应，则风湿缓纵，与气口相应，则筋绝痿弛。

结者，往来迟缓，时止更来，与人迎相应，则阴散阳生，与气口相应，则积阻气节。

促者，往来急数，时止复来，与人迎相应，则痰壅阳经，与气口相应，则积留胃腑。

芤者，中空傍实，如按慈葱，与人迎相应，则邪壅吐衄，与气口相应，则荣虚妄行。

微者，极细而软，似有若无，与人迎相应，则风暑自汗，与气口相应，则微阳脱泄。

动者，在关如豆，厥厥不行，与人迎相应，则寒疼冷痛，与气口相应，则心惊胆寒。

伏者，沉伏不出，着骨乃得，与人迎相应，则寒湿痼闭，与气口相应，则凝思凝神。

长者，往来流利，出于三关，与人迎相应，则微邪自愈，与气口相应，则脏气平治。

短者，按举似数，不及本部，与人迎相应，则邪闭经脉，与气口相应，则积遏脏气。

濡者，按之不见，轻手乃得，与人迎相应，则寒湿散漫，与气口相应，则飧泄缓弱。

革者，沉伏实大，如按鼓皮，与人迎相应，则中风暑湿，与气口相应，则半产脱精。

散者，有阳无阴，按之满指，与人迎相应，则淫邪脱泄，与气口相应，则精血败耗。

代者，脏绝中止，余脏代动，无问内外所因，得此必死。

辨七表脉病证

浮为在表，为风应人迎，为气应气口，为热，为痛，为呕，为胀，为痞，为喘，为厥，为内结，为满不食。浮大为鼻塞，浮缓为不仁，浮大长为风眩癫疾，浮滑疾为宿食，浮大而涩为宿食滞气，浮短为肺伤诸气，浮滑为走刺、为饮，浮细而滑为伤饮，浮滑疾紧为百合病，浮数为大便坚、小便数，浮紧为淋、为癃闭。

芤主血，寸芤为吐血，微芤为衄血，关芤为大便出血、为肠痈，尺芤为下焦虚、小便出血。

滑为吐，为满，为咳，为热，为伏痰，为宿食，为蓄血，为经闭，为鬼疰，为血气俱实。滑散为瘫缓，滑数为结热，滑实为胃热，和滑为妊娠，滑而大小不匀必吐，为病进，为泄痢，滑而浮大，小腹痛，尿则阴中痛，小便亦然。

实为热，为呕，为痛，为气塞，为喘咳，为大便不禁。实紧为阴不胜阳，为胃寒，为腰痛。

弦为寒，为痛，为饮，为疟，为水气，为中虚，为厥逆，为拘急，为寒癖。弦紧为恶寒，为疝瘕，为癖，为瘀血；双弦胁急痛；弦而钩为胁下刺痛；弦长为积，随左右上下。

紧为寒，为痛头、骨、肉等，为咳，为喘，为满。浮紧为肺有水；紧滑为蛔动，为宿食，为逆吐；紧急为遁尸；紧数为寒热。

洪为胀，为满，为痛，为热，为烦。洪实为癫；洪紧为痈疽，为喘急，亦为胀；洪大为祟；洪浮为阳邪来见。

辨八里脉病证

微为虚，为弱，为衄，为呕，为泄，为亡汗，为拘急。微弱为少气，为中寒。

沉为在里，为实，为水，为寒，为喘，为癥，为瘕。沉弱为寒热；沉细为少气，臂不能举；沉滑为风水，为下重；沉紧为上热下冷；沉重而直前绝者为瘀血；沉重而中散为寒食成瘕；沉重不至寸，徘徊绝者为遁尸；沉紧为悬饮；沉迟为痼冷；沉重为伤暑发热。

缓为在下，为风，为寒，为弱，为痹，为疼，为不仁，为气不足，为眩晕。缓而滑为热中；缓而迟为虚寒相搏，食冷则咽痛。

涩为少血，为亡汗，热气不足，为逆冷，为下痢，为心痛。涩而紧为痹，为寒湿；涩细为大寒。

迟为寒，为痛。迟而涩为癥瘕、咽酸；迟滑为胀；迟缓为寒。

伏为霍乱，为疝瘕，为水气，为溏泄，为停痰，为宿食，为诸气上冲，为恶脓贯肌。

濡为虚，为痹，为自汗，为气弱，为下重。濡而弱为内热外冷、自汗，为小便难。

弱为虚，为风热，为自汗。

辨九道脉病证

细为气血俱虚，为病在内，为积，为伤湿，为后泄，为寒，为神劳，为忧伤过度，为腹满。细而紧为癥瘕积聚，为刺痛；细而滑为僵仆，为发热，为呕吐。

数为热，为虚，为吐，为痛，为烦渴，为烦满。

动为痛，为惊，为痹，为泄，为恐。

虚为寒，为虚，为脚弱，为食不消化，为伤暑。

促，《脉经》并无文。释曰：其促有五，一曰气，二曰血，三曰饮，四曰食，五曰痰。但脏热则脉数，以气血痰饮留滞不行则止促，止促非恶脉也。

结为痰，为饮，为血，为积，为气。释曰：气寒脉缓，则为结，数则为促。虽缓数不同，结亦当如促脉，分则可也。

散，《脉经》无文。释曰：六腑气绝于内，则手足寒，上气；五脏气绝于内，则下利不禁，甚者不仁，其脉皆散，散则不聚，病亦危矣。

革为满，为急，为虚寒相搏，妇人半产漏下。释曰：革者，革也，固结不移之状。三部应之皆危脉也。

代者，一脏绝，他脏代至。释曰：代，其死脉，不分三部，随应皆是。

如前所说，凡例皆本圣经，学者当熟读，令心开眼明，识取体状，然后交结互究，与夫六经外感，五脏内伤，参以四时旺相，依各部位，推寻所因，必使了然不疑，方为尽善。其如随病分门，诸脉诸证，尤当参对详审。如是精研，方可为医门万分之一，否则倚傍圣教，欺妄取财，为含灵之臣贼，幸祈勉旃。

诗曰：

浮芤滑实弦紧洪，名为七表属阳宫，

微沉缓涩迟并伏，濡弱为阴八里同，

细数动虚促结散，代革同归九道中，
在经在腑并在脏，识得根源为上工。

分关前关后阴阳诗

掌后高骨号为关，傍骨关脉形宛然，
次第推排寸关尺，配合天地人三元，
关前为阳名寸口，尺脉为阴在关后，
阳弦头痛定无疑，阴弦腹痛何方走，
阳数即吐兼头痛，关微即泻肠中吼，
阳实应知面赤风，阴微盗汗劳兼有，
阳实大滑应舌强，关数脾热并口臭，
阳微浮弱定心寒，关滑食注脾家咎，
关前关后别阴阳，察得病源为国手。

定息数诗

先贤切脉论太素，周行一身五十度，
昼则行阳自阴出，夜则行阴自阳入，

昼夜各行二十五，上合天度为常则，
血荣气卫定息数，一万三千五百息，
此是平人脉行度，太过不及皆非吉，
一息四至平无他，更加一至身安和，
三迟二败冷为甚，七数六极热生多，
八脱九死十归墓，十一十二魂已去，
一息一至元气败，两息一至死非怪，
我今括取作长歌，嘱汝心通并意解。

六极脉 又名六绝脉，皆死脉

雀啄连来四五啄，屋漏半日一点落，
弹石来硬寻即散，搭指散满如解索，
鱼翔似有一似无，虾游静中忽一跃，
寄语医家仔细看，六脉见一休下药。

辨男女左右手脉法图序

昔炎帝之拯民疾也，参天地，究人事，以立脉

法。嗟乎！脉者，先天之神也，故其昼夜出入，莫不与天地等，夫神，寤则出于心而见于眼，故脉昼行阳二十五度，寐则栖于肾而息于精，故脉夜行阴亦二十五度。其动静栖息，皆与天地、昼夜、四时相合。且以天道右旋而主乎生化，则男子先生右肾，右属阳，为三魂降，精气赤以镇丹田，故男子命脉在右手尺部；地道左旋主乎成物，则女子先生左肾，左属阴，为七魄降，真气黑以镇子宫，故女子命脉在左手尺部。

若男子病，右尺部命脉好，病虽危不死；若女子病，左尺部命脉好，病虽危亦不死。天之阳在南而阴在北，故男子寸脉盛而尺脉弱，阳在寸阴在尺也；地之阳在北而阴在南，故女子尺脉盛而寸脉弱，阳在尺阴在寸也。阳强阴弱，天之道也，非反也，反之者病，故男得女脉为不足，女得男脉为太过。左得之病在左，右得之病在右。

男左女右者，地之定位也，非天也。盖人立形于地，故从地化。楚人尚右者，夷道也，地道也。故男子左脉强而右脉弱，女子则右脉强而左脉弱。

天以阴为用，故人之左耳目明于右耳目，地以阳为使，故人之右手足强于左手足，阴阳互用也，非反也。

凡男子诊脉必先伸左手，女子诊脉必先伸右手。男子得阳气多，故左脉盛，女子得阴气多，故右脉盛，若反者，病脉也。男子以左尺为精腑，女子以右尺为血海，此天地之神化也，所以别男女、决死生者也。苟不知此，则男女莫辨，而生死瞢然矣。于是列图于下，以诏来者。李希范曰：近年以来，人心巇嵠，习俗刁薄，有两手莹净男子，往往居帏帐之中，面目蒙蔽，伸手求诊，粗工受欺，遂致嗤笑。噫！昔诸葛公尝以巾帼妇人之服遗司马将军，天下耻之，况乎甘心卧帏帐作妇人以自欺耶？斯亦不足称也矣。

傍通五脏法

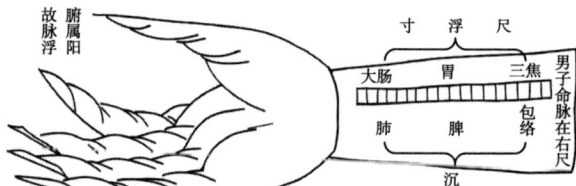

女子右尺为血海

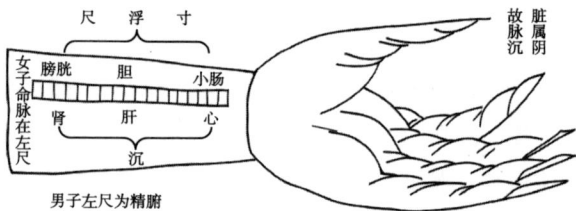

男子左尺为精腑

肝胆：肝为脏，胆为腑，象木，王春，绝秋，色青，性喧仁，音角，味酸，臭膻，候眼，养筋，液泣，声呼，气嘘，不足悲，有余怒，平脉弦，贼脉涩，死庚辛日。

心小肠：心为脏，小肠为腑，象火，王夏，绝冬，色赤，性暑礼，音徵，味苦，臭焦，候舌，养血，液汗，声笑，气呼，不足忧，有余笑不止，平脉洪，贼脉沉，死壬癸日。

脾胃：脾为脏，胃为腑，象土，王长夏、四季，绝春，色黄，性兼静信，音宫，味甘，臭香，候唇，养肉，液涎，声歌，气呵，不足利，少气，有余胀溢，平脉缓，贼脉弦，死甲乙日。

肺大肠：肺为脏，大肠为腑，象金，王秋，绝夏，色白，性凉义，音商，味辛，臭腥，候鼻，养皮毛，液涕，声哭，气咽，不足息，有余喘嗽，平脉浮短，贼脉洪，死丙丁日。

肾膀胱：肾为脏，膀胱为腑，象水，王冬，绝长夏、四季，色黑，性凛、智，音羽，味咸，臭腐，候耳，养骨，液唾，声呻，气吹欠，不足厥，有余肠泄，平脉沉，贼脉缓，死戊己日。

心经脉图

心属火，故脉洪。

数主心经热，头痛，
夜狂言，舌强；与
肾同弦，小肠气痛；
紧数主中风之证

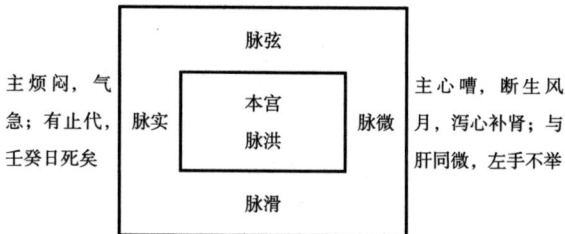

主烦闷，气
急；有止代，
壬癸日死矣

	脉弦	
脉实	本宫 脉洪	脉微
	脉滑	

主心嘈，断生风
月，泻心补肾；与
肝同微，左手不举

主呕吐，沉缓主胸
膈，怒气，痛，可
利大便

肝经脉图

肝属木，故脉弦。

浮数，眼上生翳；
沉数，眼赤痛，亦
主瘫疠风病

主血气败，眼下泪，
生障，刺酸；微甚，
筋挛；弦风心同，
故失血；如脉沉洪，
主下痢；与肾同微，
手足厥冷

饮食拒，刺
酸，腹痛

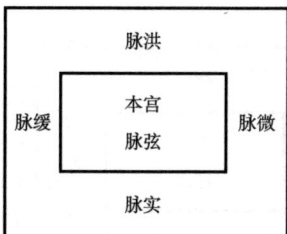

	脉洪	
脉缓	本宫 脉弦	脉微
	脉实	

主刺酸；数主翻
胃，窍热，眼赤，
盗汗；止代，庚申
辛酉日时死

脾经过宫脉图

脾属土，故脉缓，一作濡。

实数主胃热，口臭，脾困拒心，刺酸翻胃，潮寒及潮热

主脾寒，好睡；浮，腹胀；沉，有积，腹痛；止代死，在甲寅乙卯日时死

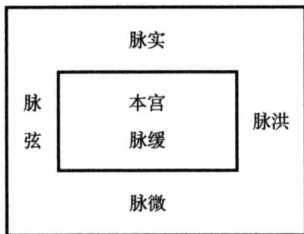

脉弦

脉实

本宫
脉缓

脉微

脉洪

女人得，水积储；平和，主有孕；又主倦怠，潮热，脾困

胃气不生，饮食不思，气胀不消

肺经过宫脉图

肺属金，故脉涩。

主虚邪，鼻塞；浮
迟，吐；沉迟，主怒
气，痛

主劳倦，潮
热；大数，中
风，鼻塞；浮
洪沉滑，主吐
泻；止代，丙
丁日时死

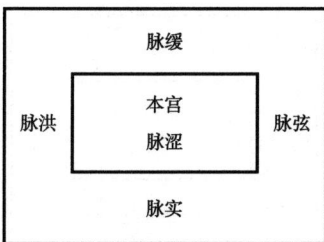

脉洪	脉缓	脉弦
	本宫 脉涩	
	脉实	

浮数主头痛，
气喘急

主潮热潮寒，冷嗽痰
涩，劳倦，胸膈痛；
浮数，秘结；浮迟，
泻实下痢；与肝同肾
数，或有肠痈

肾经过宫脉图

肾属水，故脉实。

洪主和，男孕；数而洪，赤白浊，耳鸣，血脉不调；沉洪，腰痛；浮洪，吐血，虚

主血脉不调，血带，阴汗、湿，遗精不禁，气不升降，脚冷痛，小便多；与脾同微，败血不止

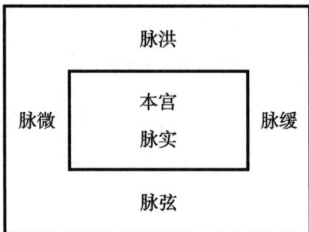

主腹痛，血浊；沉缓，吐，头痛；止代，戊已日时死

	脉洪	
脉微	本宫 脉实	脉缓
	脉弦	

主小便赤，小腹痛，头疼；浮数，腹胀；数，患热淋；与肝同弦，劳浊带下；弦长，为梦泄

包络过宫脉图

包络属相火，故脉实。

浮缓，小便多，数
主渴；沉缓，腰
痛，带下，数主渴

赤浊带下；弦再
数，赤淋，小便
不通

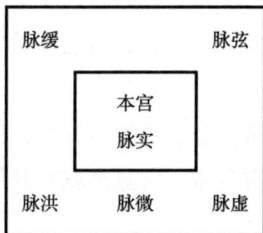

脉缓		脉弦
	本宫 脉实	
脉洪	脉微	脉虚

数主渴，虚汗

小便多，冷
气，生痛

转筋，白浊下

论五脏沉迟数应病诗

左手心部

浮数沉迟热蕾腾，浮迟腹冷胃虚真，

沉数狂言并舌强，沉迟气短力难成。
生气不相接续。

肝部

浮数患风筋即抽，浮迟冷眼泪难收，
沉数疾生常怒气，沉迟不睡损双眸。

肾部

浮数劳热小便赤，浮迟听重浊来侵，
沉数腰疼生赤浊，沉迟白浊耳虚鸣。

右手肺部

浮数中风兼热秘，浮迟冷气泻难禁，
沉数风痰并气喘，沉迟气弱冷涎停。

脾部

浮数龈宣并盗汗，浮迟胃冷气虚膨，
沉数热多并口臭，沉迟腹满胀坚生。

包络部

浮数精泄三焦热，浮迟冷气浊难任，
沉数渴来小便数，沉迟虚冷小便频。

诊脉截法断病歌

左右手脉

心脉迢迢恰似弦，头痛心热数狂癫，
男子腾空女惊跌，肾弦气痛小肠连。

心脉频频来得实，其人烦闷气喘疾，
若还止绝更加临，壬癸死之是端的。

心脉微微嘈似饥，泻心补肾却相宜，
若共肝微能左瘫，医人调理不须疑。

心脉迟迟主呕吐，沉加怒气痛牵连，
斯人偃息虽无事，医者能调便与宣。

肝实眼翳能生疔，腹痛尤加脚手酸，
更被醋酸来刺也，调和补药便能安。

肝微内障甚筋挛，失血吞酸头更旋，
洪在大肠能酒利，肾微脚冷定相连。

肝经带缓气须疼，食拒心头主刺酸，
止代庚申辛酉死，医人调理定难安。

肝脉浮洪偏眼赤，刺酸盗汗定相随，

数脉忽然潮热至，断然翻胃更无疑。

肾微经脉不调匀，脚疼卫气不能升，

带下肝阴精不禁，肝微血败小便频。

肾缓腰疼尤腹痛，小便白浊色如霜，

止代若迟时戊己，其人必定命倾亡。

肾洪白浊耳蝉鸣，脚热尤加血不匀，

虚热瘖生虚又魋，沉腰浮主血虚人。

肾脉琴弦赤小便，头旋腹痛数兼淋，

血气又来浮腹胀，肝微白浊带相并。

右手

肺缓虚邪鼻塞时，失声飒飒好猜疑，

缓脉浮迟能吐泻，沉迟怒气痛难支。

肺洪劳倦兼痰热，潮热尤兼吐泻来，

大数中风兼鼻塞，丙丁止代已焉哉。

肺脉弦来元主嗽，平时气急喘呼呼，

头痛更加身发热，十分重病也能苏。

肺实冷嗽胸中痛，倦劳寒热不曾停，

浮数大肠能秘结，浮迟冷痢更来侵。

脾脉浮洪水积储，睡魔甜鬼每相如，

倦怠更加潮热至，其人脾困药能除。

脾脉迟弦主冷凝，朝朝贪睡不曾停，

浮在脉中应腹胀，沉弦有积腹中疼。

脾实口臭胃经热，脾困寒热又相侵，

胃翻酸水频频吐，才吃些儿便逼心。

脾脉微微胃不生，终朝饮食恶人心，

微涩脉来因腹胀，甲寅止代定归真。

命门弦主渴来侵，浊带加之更患淋，

实脉转筋兼带浊，脉洪虚汗渴将临。

命门微细小便频，缓脉膀胱冷气侵，

沉缓腰疼浮缓渴，更兼迟缓小便生。

诊暴病歌

两动一止或三四，三动一止六七死。

四动一止即八朝，以此推排但依次。

池氏曰：暴病者，喜怒惊恐，其气暴逆，致风寒暑湿所侵，病生卒暴，损动胃气而绝，即死不过日也。脉两动而一止，乃胃气相绝，犹三四日方死。三动一止，而胃气将尽，犹将六七日谷气绝尽方死。后仿此，至若十五动而一止，乃死期在于一年也。

《随身听中医传世经典系列》书目

四、本草方论类

本草备要

神农本草经百种录

神农本草经读

太平惠民和剂局方

汤头歌诀

医方集解

校正素问精要宣明论方

五、外科类

外科正宗

疡科心得集

洞天奥旨

六、妇科类

女科百问

女科要旨

傅青主女科

七、儿科类

小儿药证直诀

幼幼集成

幼科推拿秘书

八、疫病类

时病论

温疫论

温热经纬

温病条辨

九、针灸推拿类

十四经发挥

针灸大成

十、摄生调养类

饮膳正要

养生四要

随息居饮食谱

十一、杂著类

内外伤辨惑论

古今医案按

石室秘录

四圣心源

外经微言

兰室秘藏

血证论

医门法律

医林改错

医法圆通

医学三字经

医学心悟

医学启源

医学源流论

医宗必读

串雅内外编

证治汇补

扁鹊心书

笔花医镜

傅青主男科

脾胃论

儒门事亲

获取图书音频的步骤说明：

1. 使用微信"扫一扫"功能扫描书中二维码。

2. 注册用户，登录后输入激活码激活，即可免费听取音频（激活码仅可供一个账号激活，有效期为自激活之日起5年）。

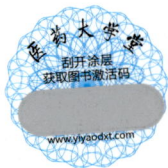

上架建议：中医·古籍

ISBN 978-7-5214-2154-5

医药大学堂
刮开涂层
获取图书激活码
www.yiyaodxt.com

9 787521 421545 >

定价：20.00元